DE
LA PASSION
DE L'AMOUR,

*De ses causes & des remedes qu'il y
faut apporter, en la considérant comme
maladie ;*

Par M. J. F. Médecin Anglois.

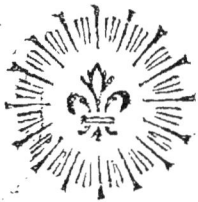

A PARIS,

Chez PICHARD, Libraire, Quai
& près des Théatins.

M. DCC. LXXXII.

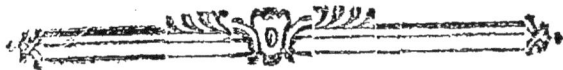

PRÉFACE.

PLUSIEURS perfonnes
ont entrepris de définir
l'Amour & d'expliquer fes
caufes & fes effets. Les uns
l'ont attribué à une fympa-
thie ; les autres, à la reffemblance des humeurs & du
caractere ; d'autres enfin, à
un je ne fais quoi, qui cap-
tive le cœur fans lui laiffer
la liberté du choix. Ce dernier fentiment eft faux , &
cette paffion n'eft point tellement reftreinte à un objet,
qu'on ne puiffe aimer deux
perfonnes à la fois, ainfi

qu'Ovide l'a reconnu par fa propre expérience. Voici ce qu'il dit à un de fes amis:

Je t'ai vu foutenir avec empreffement
Qu'un Amant partagé n'aimoit que foi-
 blement,
Et qu'un cœur obfédé d'une feule foibleffe,
Ne pouvoit en deux lieux partager fa ten-
 dreffe:
Ou tu n'as pas connu ce que tu me difois ;
Ou tu ne m'as pas dit ce que tu connoif-
 fois.

C'eft là un effet de la bifar-rerie de cette paffion ; mais elle ne paroît jamais plus, que lorfqu'elle s'étend fur des objets qui devroient na-turellement l'éteindre. Ces différents effets ne peuvent provenir de la même caufe, il s'agit par conféquent de découvrir la véritable, & c'eft ce que mon Auteur fe flatte d'avoir fait.

Ce feroit peu d'avoir découvert la caufe d'une paffion auffi dangereufe, s'il n'indiquoit en même temps les remedes dont on peut fe fervir pour la furmonter. Il confidere l'Amour fous deux différents points de vue, d'où il conclut, que c'eft à la Morale & à la Médecine à nous les fournir. On en trouve quelques autres dans le Poëte

que je viens de citer ; mais
ces derniers font fouvent
mêlés avec le poifon, &
enflamment la paffion, au
lieu de l'éteindre. Ceux que
mon Auteur propofe n'ont
pas le même inconvénient,
& peut-être que fes inftruc-
tions empêcheront un bon
nombre d'hommes de lan-
guir toute leur vie auprès
de certaines femmes qui
n'affectent d'être cruelles,
que parce qu'elles les voient
fenfibles, & qui ne fe dé-
fendent de l'Amour, que
parce qu'elles en ont trop
infpiré.

DES

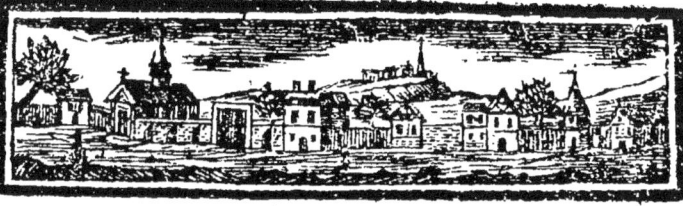

DES CAUSES
ET
REMEDES
DE L'AMOUR,

CONSIDÉRÉ COMME UNE
MALADIE.

ON peut regarder l'Amour comme le premier mobile de toutes les actions humaines, & comme la source de toutes les passions. Il ne connoît aucunes limites sur la terre ; il bouleverse des Royaumes entiers. C'est une idole qui a des adorateurs par-tout, un Astre

A

fatal dont dépend la fortune de tous les hommes. Mais que puis-je dire de l'Amour, qui n'ait déjà été dit cent & cent fois ? Répéterai-je ce qu'on trouve dans une infinité de Livres ? Rapporterai-je mille hiftoires vulgaires qu'on a débitées fur fon fujet, ou me bornerai-je à une rapfodie ennuyeufe des fentences des Philofophes & des Poëtes ? C'eft ce que tout le monde pratique de nos jours. Les Scribes font très-communs, & les bons Auteurs extrêmement rares. La plupart des Livres font moins le fruit du génie & du bon goût, que celui de la fcience.

Quantité de corbeaux fe contentent de répéter ce qu'ils ont entendu chanter aux cygnes ; les vivants ne font que les échos des morts , & une infinité de corneilles fe parent impunément des plumes du paon. Ce procédé feroit fupportable , fi ceux qui fe mêlent d'écrire donnoient une tournure agréable à ce qu'ils copient ; mais le mal eft qu'ils emploient les matériaux les plus précieux pour élever des édifices mefquins , & que les copies qu'ils font des plus beaux tableaux, fe réduifent à des *caricatures* baroques.

L'Amour eft le fujet le plus ample que ces fortes d'Écrivains puiſſent choiſir , & les Livres qui en traitent ſont ſi nombreux, qu'on pourroit en former une bibliotheque ; & delà vient qu'il eſt difficile d'en dire quelque choſe de nouveau, parce que la matiere eſt épuiſée. Les Philoſophes moraux & les Poëtes ont beaucoup écrit ſur l'Amour ; mais les Phyſiciens n'en ont preſque rien dit, & c'eſt ce qui m'oblige à ſuppléer à leur ſilence.

L'objet que la Philoſophie ſe propoſe eſt de découvrir les cauſes de tout ce qui exiſte , & par conſéquent celles de l'Amour. On croit généralement que c'eſt la reſſemblance qui l'engendre ; mais cette regle souffre tant d'exceptions, qu'on peut hardiment la retrancher du catalogue des axiomes. On voit souvent quantité de personnes d'un génie opposé, vivre en très-bonne intelligence , & je crois qu'il arriveroit le contraire , si leurs mœurs & les caracteres se ressembloient parfaitement.

S'il étoit vrai que la ressemblance engendrât l'Amour, il s'ensuivroit qu'il devroit augmenter à proportion que cette ressemblance augmente, & cependant il arrive tous les jours le contraire. Un homme laid ressemble plus à une laide femme qu'à une belle , & cependant il aime plus celle-ci que celle-là. Une femme foible & timide reffemble davantage à un homme pufillanime qu'à un homme brave & courageux, & cependant elle préfere ce dernier à l'autre. *Ferrum eft quod amaret*, dit Juvénal en parlant d'Hippia, qui étoit devenue amoureufe d'un Gladiateur.

Plufieurs hommes ont infiniment plus d'affection pour les animaux que pour leurs femblables. Combien y en a-t-il qui ont été plus fenfibles à la mort d'un roffignol qu'à celle d'un voifin ? Quantité de femmes ont été plus vivement tou-

chées de la mort d'une chienne
que de celle d'une parente. An-
dromaque, à ce qu'écrit Ho-
mere, aimoit plus les chevaux
de fon mari que fon mari même.
Caligula admettoit fouvent fon
cheval à fa table, & lui faifoit
fervir du vin dans des vafes
d'or. Antonius Verus fit élever
un maufolée au fien. Craffus
pleura amérement la mort d'un
poiffon qu'il avoit privé. Je
demande fi ceux dont je viens
de parler trouvoient plus de
reffemblance entr'eux & ces
animaux, qu'entre les individus de leur efpece ? Domitius
reprochoit à Craffus d'avoir
pleuré la mort d'un poiffon,

& celui-ci lui reprocha à fon tour d'avoir perdu trois femmes fans verfer une feule larme. Dira-t-on qu'il y avoit plus de reffemblance entre Craffus & fa murene, qu'entre Domitius & fes femmes ? Il faudroit être fou, pour avancer une pareille chimere. L'affection des hommes s'étend jufques fur les végétaux.

On me répondra que ce font là des amours extravagants ; mais qu'importe. Les affections de la volonté, quelque folles qu'elles foient, ne fortent jamais de la fphere d'activité de leurs caufes naturelles. Si donc la reffemblance engendroit l'amour, plus il feroit déréglé, plus il fe plairoit à la trouver dans l'objet qu'il aime. Comme donc cette paffion a pour caufe efficiente & matérielle la vo- lonté, & pour caufe finale la bonté vraie ou apparente de l'objet, il n'y a point d'amour, quelque monftrueux & déréglé qu'il foit, qui ne provienne de ces caufes. J'ajouterai que ces amours n'étoient point déré- glés, quant à leurs objets, & qu'ils ne furent tels que par leurs excès. En effet, on voit tous les jours des hommes s'a- mouracher de telle ou telle plante de leurs jardins, quoi- qu'ils n'en retirent d'autre uti-

A v

lité que le plaifir de les con-
templer & de les poffèder , &
fans que perfonne les en blâme.

On me dira encore qu'il y a
quelque reffemblance entre
l'homme & une brute, de même
qu'entre un homme & une
plante. Ceux qui font une pareille réponfe n'entendenr fû-
rement point mon argument.
Il n'y a rien dans le monde à
quoi l'homme ne reffemble à
quelque égard , & par conféquent il ne fauroit ni aimer,
ni haïr aucune chofe qui n'ait
avec lui quelque reffemblance.
La queftion eft de favoir fi
celle-ci eft une raifon pour l'aimer ; & je dis que non, parce

que fi cela étoit, plus la reffemblance feroit grande, plus
l'amour augmenteroit : ce qui
n'eft pas, ainfi que je viens de
le prouver.

Il s'enfuit donc que l'axiome,
que la reffemblance engendre
l'amour, fouffre plufieurs exceptions, & qu'il n'a lieu que
pour un objet déterminé, qui
eft la fociété. On peut confidérer trois fortes de fociétés ;
favoir, la fociété naturelle,
qui eft celle du mariage ; la
fociété politique générale, qui
eft celle des hommes qui forment un corps politique ; & la
fociété politique privée, qui
eft celle que forment par choix

deux, trois, ou un plus grand
nombre de perfonnes. La premiere fuppofe la reffemblance
de l'efpece, & la différence du
fexe ; & ceci eft une autre exception. La feconde fuppofe la
reffemblance de l'efpece, fans
exiger celle des fexes. Il en eft
de même de la troifieme, mais
avec cette différence, que, pour
certains avantages particuliers,
elle exige les mêmes mœurs &
les mêmes inclinations. Un voleur s'affocie avec un voleur,
un affaffin avec un affaffin, un
débauché avec un débauché,
&c.

Voici trois autres exceptions
particulieres, par rapport aux

trois efpeces de fociétés dont
je viens de parler, qui bornent
encore plus l'étendue de l'axiome que la reffemblance engendre l'amour. L'amour de la
fociété naturelle exige la reffemblance de l'efpece , & la
différence de fexe : c'eft la premiere exception. La feconde
confifte en ce qu'elle admet la
différence des conditions & des
qualités perfonnelles , tant
intrinfeques qu'extrinfeques.
L'homme de baffe naiffance
aime à s'allier avec une femme
de condition , le pauvre avec
la riche , le laid avec la belle :
or il en eft de même de l'autre
fexe.

Après avoir prouvé que la reffemblance n'eft point la caufe
de l'amour, je vais lui en fubf-
tituer une autre qui l'eft réelle-
ment. Je parle ici de la caufe
difpofitive que les Philofophes
rapportent au genre de caufe
matérielle. L'amour eft tout à
la fois l'effet & la forme du fujet. Eu égard à l'effet, le fujet
eft caufe efficiente; & eu égard
à la forme, le même fujet eft
fa caufe matérielle. Comme effet, il fuppofe de la vertu & de
l'activité dans le fujet; comme
forme, de la difpofition, aucun
fujet ne pouvant recevoir une
forme qu'il n'y foit difpofé.
Tous les myfteres de l'amour

dépendent de cette caufe difpofitive, & cependant perfonne
n'y a égard. Pourquoi les hommes, étant tous d'une même
nature, l'un aime-t-il une chofe,
& l'autre une autre ? D'où vient
celui-ci aime-t-il ce que l'autre
abhorre ? Pourquoi celui-ci eft-
il froid en amour, & l'autre
chaud ? Pourquoi quelques-
uns regardent-ils avec indifférence les perfonnes de l'autre
fexe, que d'autres ne peuvent
quitter ? Pourquoi, entre les
perfonnes de l'un & de l'autre
fexe, en voit-on qui s'attachent
à un fujet d'un mérite inférieur,
préférablement aux autres ?
Pourquoi un homme aime-t-il

aujourd'hui ce qu'il haïſſoit hier ?

On me répondra peut-être que cela provient des différentes impreſſions que font les objets. Cela eſt vrai, ſi l'on parle de la cauſe immédiate ; & faux, ſi l'on veut dire que cette impreſſion eſt la cauſe premiere de cette variété. Il y a deux ſortes de repréſentations objectives : l'une purement ſpéculative ou théorique, l'autre efficace & pratique ; l'une qui exiſte dans l'entendement, & qui n'influe point ſur la volonté ; l'autre qui exiſte dans l'entendement, & agit ſur la volonté. On voit à chaque inſtant la différence de ces deux re-préfentations dans celui qui, connoiffant que l'honnête eft préférable à l'utile, ne laiffe cependant pas de préférer ce-lui-ci au premier.

Video meliora, proboque,
Deteriora fequor.

Il en eft de même d'un malade, qui, fachant que la boiffon lui eft contraire, ne peut fe réfoudre à endurer la foif. Il y a, dans ce cas-ci & dans quantité d'autres, deux repréfentations objectives op-pofées ; l'une théorique, qui nous fait fentir que l'honnête eft préférable à l'utile ; l'autre pratique, qui nous porte à choifir ce dernier. Pourquoi la premiere eft-elle théorique , & la feconde pratique ? Pourquoi la premiere eft-elle inefficace , & la feconde efficace ? Parce que la premiere ne trouve point le fujet difpofé , & que la feconde le trouve tel ; de maniere qu'encore que la connoiffance théorique varie , il fuffit que la difpofition du fujet change , pour qu'il paffe de la théorie à la pratique.

Mais quelle eft cette difpofition ? Elle eft de deux efpeces. Il y a dans chaque individu une difpofition permanente naturelle , & d'autres qui font paffageres. La premiere confifte dans

le tempérament de chaque individu ; la feconde, dans les
altérations accidentelles du
tempérament. C'eft du tempérament que provient cette conf-
titution habituelle de l'efprit,
que nous appellons génie ou
caractere, qui , quoique fujet
à certaines inégalités , fubfifte
cependant toujours de même,
parce qu'il a paffé en habitude.
Par exemple, on dit qu'un tel
eft colérique , quoiqu'il foit
quelquefois pacifique ; qu'un
tel eft pacifique, quoiqu'il fe
laiffe quelquefois emporter à la
colere. C'eft du tempérament
que procede le génie ou le caractere, & c'eft des altérations

qu'il éprouve que viennent les inégalités du génie. Un malade ne change d'appétit & d'inclination, que parce que fon tempérament change.

On me demandera quel eft le tempérament qui difpofe à l'amour ? Eft-ce le bilieux, le flegmatique, le fanguin, le mélancolique ? C'eft en vain qu'on voudroit le trouver, puifqu'on remarque toutes ces différentes efpeces de tempérament, tant dans ceux qui aiment, que dans ceux qui n'ont aucun penchant pour l'amour. J'en dis autant des tempéraments qui réfultent des principes chymiques, du fel, du

foufre, du mercure, de l'eau
& de la terre. Les humeurs
arides, ameres, douces, acer-
bes, aufteres, &c. que les Médecins regardent comme les
caufes principales des altérations que nos corps éprouvent,
ne fauroient non plus influer
fur l'amour. Prenons donc une
autre route.

Je dis donc que l'amour &
toutes les autres paffions ont
leur fiege dans l'endroit d'où
toutes les fenfations internes
tirent leur origine ; la raifon en
eft que l'exercice d'une paffion n'eft autre chofe que la fenfation qu'elle produit, foit dans
le cœur, foit dans tel autre

vifcere , foit dans tel ou tel membre. Celui qui aime éprouve dans le cœur une fenfation déterminée , qui eft propre à l'amour ; celui qui fe met en colere, une autre fenfation diftinéte, qui eft pro-pre à la colere. Il en eft de mê-me de celui qui s'attrifte , qui a faim, qui a foif, &c.

On me demandera où eft le fiege de ces fenfations ? Je ré-ponds qu'il eft dans le cerveau, non feulement parce que c'eft là où les nerfs qui en font les inftruments prennent leur ori-gine, mais encore parce qu'on n'en éprouve aucune qu'en con-féquence de l'impreffion que font fur le cerveau les objets auxquels ces fenfations ont rapport. Le cœur n'éprouve la fenfation qui eft propre à l'amour qu'en conféquence de l'image que l'objet qui plaît imprime dans le cerveau. Il en eft de même de la colere & des autres paffions.

On me dira peut-être que c'eft l'ame feule qui agit, & que, comme elle exerce fon empire fur tout le corps, on peut éprouver les fenfations dont je parle, fans que le cerveau y ait aucune part. Je réponds que cela n'eft point ; puifqu'on éprouve fouvent ces fenfations, non feulement à l'infu de l'ame, mais encore malgré elle : elles ne font pour la plupart que des mouvements involontaires ; & dans le cas même où ils font volontaires, ils ne font que paffagers : tout ceci eft l'effet d'un méchanifme que je vais tâcher d'expliquer.

Dès l'inftant qu'un objet fe préfente à quelqu'un de nos fens externes, ils font une impreffion déterminée fur les vaiffeaux des nerfs, qui font les inftruments de ce fens ; impreffion véritablement méchanique, qui les agite & les meut de telle ou telle maniere. Je n'ignore point que les Philofophes fcholaftiques ne connoiffent

noiffent d'autre opération des
objets fur les fens, que la pro-
duction de l'image qui les repré-
fente ; & ce qui peut avoir don-
né lieu à ce fentiment, c'eft le
fens de la vue, dans l'organe
de laquelle fe forme l'image de
l'objet. Mais outre que cette
image ne peut fe former dans
les autres fens, il y a dans celui
de la vue, outre la formation
de l'image, une véritable impulfion de l'objet fur l'organe ;
car fi cela n'étoit point, je demande d'où vient qu'un objet
ou trop blanc ou trop brûlant,
lorfqu'on le fixe long-temps,
bleffe les yeux ? Ce n'eft fûre-
ment point fon image qui pro-

duit cet effet , puifqu'elle fe
produit de même dans un mi-
roir fans y caufer la moindre
altération.

Il s'enfuit donc que les objets agiffent fur les organes
des fens ; les vifibles fur la re-
tine, laquelle eft un tiffu de
fibres du nerf optique; les fono-
res fur le tympan de l'oreille;les
odorants fur les filets de la premiere paire de nerfs qui paffent
les ouvertures de l'os cribleux,
& fe diftribuent dans la mem-
brane muqueufe qui tapiffe le
dedans des narines, &c.

L'impreffion que font les objets fur les organes des fens fe
tranfmet par l'entremife des

nerfs jufqu'à l'endroit du cerveau où eft le *fenforium commune*, & la commotion qu'éprouvent les fibres de cette partie, excite dans l'ame la perception de tous les objets fenfibles. Plufieurs Philofophes modernes prétendent que les images des objets s'impriment dans le cerveau, comme ils le feroient fur une lame de cuivre, ou fur un morceau de cire; mais je ne puis concevoir que cela foit ainfi. Comment fe peut-il que l'impulfion inftantanée d'un objet fur tel ou tel nerf, puiffe former cette image ? L'ame n'en a aucune connoiffance, & l'on veut cependant qu'elle connoiffe l'objet par fon entremife. Je voudrois favoir quelle eft l'image que le chaud, le froid, les fons, les odeurs peuvent imprimer dans le cerveau : l'ame n'a pas befoin de tout cela pour appercevoir les objets. Cette perception eft l'effet naturel de la commotion des fibres du cerveau , & la conféquence néceffaire de l'union de l'ame avec le corps.

On doit fuppofer que les impreffions des objets ne font point uniformes, mais diftinctes comme les objets. Cette diftinction eft de deux fortes ; l'impreffion eft diftincte , eu égard à la maniere & à l'endroit où elle fe fait. Celle qu'un objet agréable fait fur le cerveau, quoique fur les mêmes fibres, eft diftincte de celle qu'y fait un objet défagréable ; & ces deux fortes d'impreffions varient à l'infini. Par exemple, les aliments, felon les différents fels qu'ils contiennent, felon la figure, la groffeur, la roideur, la flexibilité de ces mêmes fels, font différentes impreffions fur les fibres de la langue, lefquelles fe tranfmettent au cerveau par les nerfs de la cinquieme ou neuvieme paire qui fe diftribuent dans la langue. Ces mêmes impreffions communiquent au cerveau, où ces nerfs prennent leur origine , & c'eſt par elles que l'ame juge des différentes faveurs des aliments.

L'impreſſion que les objets font ſur le cerveau varient conformément aux loix du méchaniſme, je veux dire, ſelon la différence de ces mêmes objets. Telles ou telles fibres ſe rapprochent, ſe ſéparent, ſe raccourciſſent , s'alongent, ſe reſſerrent , ſe relâchent, &c. & ſelon qu'elles varient, les ſenſations varient auſſi.

Quelques Philoſophes prétendent que toutes les ſenſations ont leur ſiege dans le cerveau, je veux dire que celles

mêmes que nous croyons fe
faire dans les fens externes, fe
font dans cet organe, & ils affurent en conféquence, qu'à parler rigoureufement & philofo-
phiquement, l'œil ne voit
point, l'oreille n'entend point,
la main ne touche point ; mais
que c'eft le cerveau qui exerce
toutes ces fonctions : ce para-
doxe eft appuyé fur des fonde-
ments affez folides. Par exemple, dans la *goute-fereine*, l'organe particulier de la vue eft
parfaitement bien difpofé, &
cependant le fujet qui a cette
maladie ne voit rien ; la raifon
en eft que par un effet de l'in-
difpofition des nerfs optiques,

l'impreffion que les objets font
fur l'œil ne fe tranfmet point
jufqu'au cerveau. Un Apoplec-
tique parfait ne fent aucune in-
difpofition ni dans le pied, ni
dans la main, & ne fent rien
lorfqu'on le pique, parce que
les fibres du cerveau ne font
point difpofés à fentir l'impreffion que le couteau, l'aiguille
ou l'épingle font fur ces parties. Ceux à qui l'on a coupé
une jambe fentent de la douleur dans le pied qu'ils ont per-
du, pendant les deux où trois
jours qui fuivent l'amputation.
Il fuit delà que l'idée que nous
avons que la douleur a fon fiege
dans le pied ou dans la main,

eft trompeufe, puifqu'elle eft auffi vivè dans celui qui a per-du fon pied, que dans celui qui l'a encore. Voyons maintenant quelle eft la caufe de l'amour.

J'en diftingue trois efpeces; l'appétit, proprement dit, l'a-mour intellectuel pur, & l'a-mour pathétique. L'appétit, proprement dit, auquel on donne mal-à-propos le nom d'amour, fe termine aux objets qui flattent les fens extérieurs, comme les mets délicats, les odeurs agréables, la mufique harmonieufe, &c. Cet amour eft excité par la connoiffance qu'a l'ame de la fenfation agréa-ble que caufent ces objets.

B v

L'ame defire naturellement ce qui lui plaît, & il fuffit qu'elle connoiffe que tel objet produit cet effet, pour qu'elle l'aime.

L'amour intellectuel pur eft celui que les Théologiens moraux nomment appréciatif, pour le diftinguer du tendre. On l'appelle ainfi, parce qu'il confifte dans un fimple exercice de l'ame, fans que le corps y ait aucune part ; il eft excité par la fimple repréfentation de la bonté de l'objet. L'ame aime tout ce qu'elle juge être bon autant que tel ; elle eft fufceptible de cet amour, même après qu'elle eft féparée du corps ; & l'amour intellectuel pur dont je parle, eft femblable, quant à l'exercice, à celui qu'elle éprouve après fa féparation.

L'amour pathétique eft celui qui eft le fujet de mon difcours. J'appelle ainfi cette paffion, qui a fon fiege dans le cœur, qui l'agite, le refferre, le dila e, l'anime, l'abbat, l'afflige, le réjouit & l'échauffe, felon les différents états où fe trouve l'Amant par rapport à la perfonne qu'il aime. On l'appelle divin, humain, célefte, terreftre, faint, profane, pur, impur, angélique, infernal, felon les différents objets.

Lorfque je dis qu'il y a un amour pathétique, fale, per-

vers, on ne doit pas s'imaginer
qu'il foit tel par lui-même ; il
n'eft tel que par les fuites amoureufes qui l'accompagnent. Il
eft certain que l'amour qu'on a
pour un fexe différent du fien,
à moins qu'il ne foit modéré ,
eft fujet à exciter une paffion
lafcive , qu'on doit regarder,
non point comme une paffion ,
mais comme deux feux diftinéts,
l'un noble, & l'autre honteux ;
le premier a fon fiege dans le
cœur , qui eft la partie la plus
noble de l'homme ; le fecond
dans la partie la plus abjeéte de
cet édifice animé. Le premier
eft proprement celui qu'on appelle amour ; le fecond n'eft

qu'un simple appétit. Il arrive
quelquefois que quelques étin-
celles du premier enflamment
le second ; mais il ne s'enfuit
pas de là qu'on doive les con-
fondre , ni qu'ils soient insépa-
rables ; car les tempéraments
que ces deux passions enflamment sont très-différents. Par
exemple , les hommes extrêmement lascifs ne sont point or-
dinairement amoureux ; ils de-
sirent sans aimer , & , sembla-
bles aux brutes, ils aiment bien
moins l'objet pour lui-même ,
que pour l'usage qu'ils peuvent
en faire, & leur appétit satis-
fait, leur cœur jouit d'un repos
parfait.

Cette efpece d'amour varie felon la différence des individus. Il y a des gens d'un caractere fi tendre & fi doux, qu'ils conçoivent de l'amour pour toutes les perfonnes qu'ils fréquentent ; d'autres au contraire font d'un caractere fi dur & fi fec, que le mérite le plus diftingué ne fauroit faire aucune impreffion fur eux. Je n'approuve point les premiers ; mais je détefte les feconds. Les premiers font des génies doux, indulgents, benins, irréfolus, mais pleins de bonté ; les feconds, des génies féroces, méchants, mutins, fauvages, à qui tout déplaît, & qui n'ai-

ment qu'eux-mêmes. Les premiers manquent de prudence ,
les seconds de raison, n'y ayant,
comme dit Barclay , que des
génies tout-à-fait barbares , qui
foient infenfibles aux charmes
de l'amour. Il y a un milieu à
choifir entre ces deux extrêmes.

On obfervera que l'amour
n'eft pas également fort dans
tous les hommes ; il eft fi foible
dans quelques-uns , qu'il ne
fait aucune impreffion fur eux ,
& qu'ils fupportent avec une
égale indifférence l'abfence &
la mort d'un ami : il eft fi fort
dans d'autres , qu'ils ne fauroient fe paffer un moment de
l'objet qu'ils aiment. Il y a auffi

un milieu entre ces deux extrêmes.

Cette variété procede des
différentes impreffions que font
les objets fur les organes des
differents individus. Cela ne
peut être autrement, vu la
différente texture, configuration, &c. des fibres du cerveau.
Il eft certain que les hommes
différent autant par l'intérieur
que par l'extérieur; & les Ana-
tomiftes ont obfervé dans les
parties internes autant d'irré-
gularités que nous en voyons
dans les externes.

Cela pofé, il eft facile de
concevoir comment le même
objet produit différentes im-

preffions fur les fibres du cerveau de différents hommes. La Philofophie expérimentale nous apprend que le même agent, fans que fa vertu varie, produit différents effets dans différents temps ; & que le même moteur, confervant la même impulfion, produit un différent mouvement dans le mobile, felon la différente configuration, grandeur, pofition & tiffu de ce dernier. Un tel homme a les fibres du cerveau tellement conditionnées, que la vue d'une belle perfonne fait fur elles l'impreffion qui caufe l'amour. Celles d'un autre font difpofées de façon, qu'elle ne produit point le même effet. Il en eſt de même du plus ou du moins.

Il arrive à proportion la même choſe par rapport aux autres paſſions. On me demandera comment l'impreſſion des objets ſur le cerveau fait naître ces paſſions dans le cœur ? Tout cela, comme je l'ai dit ci-deſſus, eſt l'effet d'un méchaniſme très - délicat. Comme l'impreſſion que font les objets ſur les organes des ſens externes ſe tranſmet aux fibres du cerveau par l'entremiſe des nerfs, de même celle qu'ils font ſur ces dernieres, ſe communique au cœur par le moyen de ces mêmes nerfs. Nous

éprouvons, lorfque nous ai-
mons, une fenfation différente
de celle que produifent fur
nous la peur, la colere, &c.
Le cerveau eft la fource de ces
différents mouvements, & ce
qui le prouve, c'eft l'impreffion fubite que font les objets
fur le cerveau. Selon que l'impreffion que reçoit celui-ci varie, la fenfation qu'éprouve le
cœur varie auffi.

Mais peut-on fpécifier les
impreffions que caufent ces différentes fenfations, je veux dire
indiquer l'efpece de mouvement dont chacune dépend? Il
n'y a qu'un Ange qui puiffe le
favoir. Je crois cependant que

nous pouvons y réuffir au moyen
d'une efpece d'analogie entre
les effets qu'elles produifent &
certaines fenfations que nous
éprouvons. Je m'imagine donc
que le mouvement qui caufe la
fenfation de l'amour dans le
cœur, eft un mouvement d'on-
dulation ; celui qui caufe la
crainte, un mouvement de
compreffion, celui qui caufe
la colere, un mouvement de
crifpation, & ainfi des autres
qui excitent les autres paffions.
C'eft cette difpofition des fibres
du cerveau qui fait que les
hommes font plus fufceptibles
d'une paffion que d'une autre.

On doit encore obferver que

cette difpofition doit continuer
dans les nerfs qui tranfmettent
ce mouvement au cœur, pour
que celui-ci reçoive la même
impreffion que le cerveau. Il
faut auffi que, pour que celui-
ci reçoive l'impreffion que les
objets font fur les organes des
fens externes, que les nerfs par
le moyen defquels fe fait cette
communication, foient difpofés à recevoir & à tranfmettre
le mouvement.

Il y a toute apparence que la
communication de mouvement
du cerveau au cœur, dans
toutes les paffions qui ont leur
fiege dans ce vifcere, fe fait par le
nerf *intercoftal*, lequel eft com-

pofé des rameaux de la cinquieme , fixieme & dixieme
paires , parce qu'une partie fe
diftribue au cœur , & l'autre
dans la poitrine & les parties
de la génération. C'eft par le
moyen de cette communica-
tion que Vrilis explique mécha-
niquement différents phéno-
menes qu'on obferve dans
l'acte vénérien.

Comme l'impreffion des objets fur le cerveau dépend de fa
contexture, de même celle que
reçoit le cœur dépend de celle
de ce vifcere; & cela par la regle
générale que tout agent agit
avec plus ou moins de force ,
felon les difpofitions plus ou
moins grandes du patient.

Il y a lieu de croire auſſi que la qualité & la quantité des fluides qui arroſent le corps contribuent auſſi à exciter les paſſions ; par exemple, que l'humeur ſalée diſpoſe à la luxure, l'amere à la colere, l'auſtere à la triſteſſe. Mais il faut pour cet effet que chaque humeur ſe porte dans le viſcere où regne la paſſion qui dépend de ſon influence. Il peut s'a-maſſer beaucoup d'humeur ſa-lée ou amere dans l'eſtomac, ſans que le ſujet ſoit colérique ou laſcif. Il faut que l'amere s'a-maſſe dans le cœur, la ſalée dans un autre viſcere. Par exem-ple, on voit des hommes remplis d'humeurs falines fans être lafcifs , & d'autres d'humeurs ameresfans être colériques.Les Médecins favent qu'il y a des humeurs qui fe portent en plus grande quantité dans une partie du corps que dans l'autre : cela arrive lorfque les pores de cette partie font proportionnés aux particules infenfibles de l'humeur.

On me demandera quelle eft l'humeur la plus propre à exciter à la paffion amoureufe ; c'eft ce que j'ignore, & ce que perfonne ne fait. Je l'ignore, dis-je ; mais je m'imagine que c'eft du fang que dépend ce myftere. On donne le nom de

fang ,

fang , non point à toute la liqueur contenue dans les vif-
ceres & les arteres , mais à la
partie rouge qui eft en moindre
quantité que les autres humeurs contenues dans les vaiffeaux fanguins , comme on le
voit dans le fang qu'on tire par
le moyen de la lancette ; car
après qu'il s'eft repofé dans la
palette , la partie rouge occupe beaucoup moins d'efpace
que les autres.

Les Modernes ont obfervé
dans le fang, des parties ter-
reftres, aqueufes , huileufes ,
fpiritueufés & falines , & il y
a toute apparence que c'eft l'excès des huileufes qui produit

C

l'amour. Leur inflammabilité & leur flexibilité offrent à l'imagination une certaine analogie avec cette chaleur douce que reffentent ceux qui aiment. Au refte, je ne donne ceci que pour une pure imagination. Si l'on pouvoit s'en rapporter à l'autorité des Poëtes, Virgile nous fourniroit une preuve que le fang eft la nourriture propre de l'amour, lorfqu'il dit, en parlant de Didon :

Vulnus alit venis, & ex eo carpitur igne.

Voilà ce que j'avois à dire fur la caufe difpofitive, ou fur le tempérament propre de l'amour. Si les preuves que j'alle-

que ne font pas affez claires
pour diffiper les doutes qu'on
peut avoir là-deffus, j'efpere que
e Lecteur aura affez d'équité
pour ne point s'en prendre à
non ignorance, fur-tout s'il
ait attention que c'eft beaucoup de répandre quelque lu-
niere fur une matiere auffi obf-
cure que celle-ci, & que perfonne n'a traitée : il y a tels fu-
ets qui exigent plus de péné-
ration pour trouver le vraifem-
olable, que d'autres n'en exigent pour trouver la vérité.

Je vais finir ce difcours par
une queftion curieufe au fujet
le l'amour. Il s'agit de favoir
e cas qu'on doit faire de ceux

C ij

que cette paffion domine. Doit-
on les eftimer, ou les méprifer :
les regarder comme des hommes courageux ou lâches
comme des hommes qui on
l'ame baffe ou élevée ; qui fon
capables ou incapables de gran
des actions ? Deux grands génies ne font point d'accord fu:
cette matiere ; favoir, le Chan
celier Bacon, & Jean Barclay
Le premier, dans fon Trait
intitulé : *Interiora Rerum*, fe
déclare ouvertement contre le:
perfonnes amoureufes, & re
garde l'amour comme une paf
fion baffe dont les grandes ame
ne font point fufcéptibles. *Ob
fervare licet nominum ex viri*

magnis , & illuftribus fuiffe ,
quorum extat memoria vel anti-
qua vel recens , qui addactus fue-
rit ad infanum illum gradum
amoris. Undé conftat animos ma-
gnos , & negotia magna , infir-
mam hanc paffionem non admit-
tere. Barclay , au contraire ,
prétend qu'il n'y a que les grandes ames qui foient fujettes à
cette paffion. *Eft autem hominis*
amicus , quem ad amandum Na-
tura produxerit , clementibus ,
magnifque fpiritibus factus.

Je fuis perfuadé que tout le
monde adoptera le fentiment
de Bacon ; car on regarde en
général les gens amoureux
comme des lâches & des effé-

minés. Je fuis bien éloigné d'ad
mettre fa maxime, & je fui:
furpris qu'un auffi grand géni(
que lui ait ofé l'avancer. Il e:
vrai qu'il excepte Appius
Claudius & Marc-Antoine
mais il eût pu compofer u:
ample catalogue de ceux qu
ont été fujets à la même foi
bleffe. Qui ne connoît Alci
biade & Démétrius le Conqué
rant?

Je fuis encore plus étonn(
qu'il ait oublié Henri IV. C(
Prince fut un des plus grand:
guerriers de fon temps, & ce
pendant jamais homme ne fu
auffi amoureux que lui. Ni le:
fatigues de la guerre, ni le:

dangers qu'il courut, ni les
foucis inféparables de la Royau-
té, ne purent jamais bannir de
fon cœur cet ennemi domef-
tique. Un Auteur moderne a
eu raifon de dire, que fi Henri
eût pu furmonter cette paffion,
il fe feroit rendu le maître de
toute l'Europe. La tendreffe
nuifit beaucoup à fa valeur.
Il venoit de gagner la bataille
de Coutras ; mais loin de pour-
fuivre l'ennemi, comme le lui
confeilloit le Prince de Condé,
pour lui couper le paffage de
Saumur, il vola dans la Gaf-
cogne, accompagné de 1500
Cavaliers, pour voir la Com-
teffe de Guiche, ce qui lui fit

perdre le fruit de la victoire qu'il venoit de remporter. Le pire eft que Henri eut pour fes maîtreffes les mêmes foibleffes que la Fable reproche à Hercule. Ce foudre de guerre, que l'Univers admiroit, fe déguifa une fois en payfan, prit une botte de paille fur fon dos, & s'introduifit de la forte dans l'appartement de la belle Gabrielle. La Marquife de Verneuil le vit plus d'une fois à fes pieds effuyer fes mépris, & implorer fes bonnes graces.

On voit par - là que l'amour n'eft pas incompatible avec le courage ; mais il eft vrai auffi qu'il empêche quelquefois d'en

faire ufage, parce qu'il détourne
l'efprit des entreprifes aux-
quelles l'ambition ou le defir de
la gloire portent les hommes.
Je n'en veux d'autres exemples
que Henri & Marc-Antoine ,
qui laiffe fon armée fous le
couteau pour courir après Cléo-
pâtre. Il eft vrai encore que
quelques-uns ont fu concilier
l'amour avec le courage, comme Alcibiade , Démétrius ,
Sylla , Surena , Général des
Parthes , & quantité d'autres
que je paffe fous filence. Je fuis
fort éloigné au refte, pour dé-
mentir la maxime de Bacon,
d'admettre celle de Barclay
fans aucune modification. Si

C v

L'on entend par élevation d'ame ce que nous appellons courage ou valeur, je ne vois pas que le tempérament amoureux ait du rapport, ni qu'il soit incompatible avec elle. Ces deux qualités se trouvent réunies dans certains sujets ; elles sont distinctes dans d'autres. Il est vrai que l'amour inspire du courage ; mais ce n'est que pour les entreprises qui procurent le moyen de le satisfaire. Il en est de même des autres passions dominantes. Un homme avide de gain, quoique timide, s'expose aux dangers de la Mer pour amasser du bien ; un ambitieux à ceux de la guerre pour avancer sa fortune.

Si l'on entend par élévation d'ame un penchant qui porte un homme à être doux, poli, complaisant, humain, généreux, je conviens que ces bonnes qualités se trouvent dans ceux qui aiment ; mais on observera que je ne parle ici que de l'amour honnête ; car l'autre espece d'amour peut très-bien s'allier avec la férocité, la rusticité, l'insolence, la cruauté & la barbarie, ainsi qu'on en a des exemples dans les Tibere, les Caligula & les Néron.

REMEDES
CONTRE L'AMOUR.

APRE's avoir parlé de la maladie, il convient que j'indique
ici le remede. Les hommes
font à cet égard dans deux er-
reurs entiérement oppofées.
Ceux qui font abfolument do-
minés par cette paffion, prétendent qu'on ne peut la guérir avec des remedes naturels;
les autres trouvent fa guérifon
facile. Il me paroît qu'on doit
croire les premiers; ils ont l'expérience pour eux, & il y a
lieu de croire que, fentant le

poids de cette maladie , ils
n'ont rien négligé pour y remédier. On ne manque point
de confeillers qui prefcrivent
les remedes qu'ils ont trouvés
dans les livres de morale ;
mais l'expérience nous montre
qu'on peut appliquer à ces fortes de malades ce que Syden-
ham dit des autres : *Ægri cu-*
rantur in libris & moriuntur in
lectis.

Les feconds, au contraire, s'i-
maginent qu'on fe défait de fon
amour lorfqu'on le veut. Ils fe
fondent fur ce que la volonté
étant une puiffance libre, &
l'amour un de fes actes, on aime
& l'on ceffe d'aimer lorfqu'on

juge à propos de le faire ; mais
ces deux propofitions font iden-
tiques dans un fens , & fauffes
dans l'autre. Je veux que la
volonté puiffe fe difpenfer d'aimer , ou fe porter à haïr quelqu'un ; le fera-t-elle fans répu-
gnance , & fans fe faire une
efpece de violence ? Je foutiens
que cela ne fe peut , & j'ajouterai qu'il s'agit moins ici de
l'amour actuel , que de cette
difpofition à aimer que produit
dans le cœur l'objet qu'on aime.
Les amants affurent qu'on ne
peut furmonter cette inclination. Leur paffion eft tellement
enracinée dans leur cœur , que,
felon eux , ils ne fauroient ar-

racher l'une fans l'autre : *Da amantem , & fentit quod dico.*

Les perfonnes infenfibles à l'amour, ou qui aiment foiblement, regardent l'excès de cette paffion comme la marque d'un petit génie , & fe moquent de ceux qui en font atteints ; mais je leur demanderai s'ils regardent comme un ftupide un St. Auguftin ; car jamais homme n'eut le cœur auffi tendre ? On peut voir dans le quatrieme Livre de fes Confeffions les pleurs & les regrets que lui caufa la mort d'un ami ; jamais Poëte n'a employé des expreffions auffi vives & auffi touchantes. Il dit entr'autres cho-

fes, que la vie lui devint odieu-
fe, parce qu'il avoit perdu la
moitié de fon ame, & qu'il ne
craignoit la mort que parce
qu'elle lui avoit fait oublier
fon ami. Il avoit, dis-je, le
cœur fi tendre, qu'il ne pouvoit lire la mort de Didon
fans verfer un torrent de
larmes. Pour ne rien dire ici
de Saint Bernard, regarde-t-on
comme un fou & un ftupide un
Ange Policien, qu'Érafme appelle *un Efprit angélique, & un
prodige de la Nature?* Cet
homme, à ce que rapporte
Varillas dans fes Anecdotes de
Florence, mourut de la paffion
qu'il avoit conçue pour une

Courtifane ; il étoit fi plein de fon objet, que dans l'ardeur de la fievre que l'amour avoit allumée dans fes veines, il fe leva pour prendre fon luth, & accompagner une chanfon qu'il avoit compofée, & qu'il expira en achevant le fecond couplet. Que dirai-je de Pétrarque, que le P. Labbe reconnoît pour l'homme le plus ingénieux & le plus élégant de fon fiecle ? Il conçut un fi violent amour pour la belle Laure, qu'il ne ceffa de la louer & de la regretter pendant trente ans. Il faut cependant convenir que l'amour de cet ingénieux Poëte fait moins d'honneur à la belle

Laure, que l'épitaphe que
François I. grava lui-même fur
fon tombeau. Je ne finirois pas,
fi je voulois rapporter tous les
exemples qui prouvent qu'on
peut être amoureux avec beaucoup d'efprit.

Bien des gens prétendent que
la tendreffe du cœur eft une
marque d'efprit. Je ne regarde
point cette regle comme une
regle générale ; mais je puis
affurer que je ne regarderai jamais un homme dur comme un
homme fpirituel.

Pour revenir à mon fujet, je
dis que je tiens pour fauffes les
deux opinions fufdites. Je crois
qu'on peut guérir l'amour ; mais

que fa guérifon eft extrêmement difficile : je n'en veux
d'autre preuve que les plaintes
de quantité d'amants qui fou-
pirent après le remede, fans
pouvoir le trouver, même chez
les Médecins les plus fameux.

Je prétends d'abord que les
remedes naturels qu'on emploie contre les paffions vio-
lentes font peu efficaces, &
même tout-à-fait inutiles. Si
j'en connoiffois quelqu'un,
j'affure le Lecteur, que je ne
me mêlerois point de ce fujet.

On obfervera que lorfque je
dis que les remedes qu'on a em-
ployés jufqu'aujourd'hui font
inefficaces, je ne parle que des

remedes naturels , & c'eſt à ceux-ci que je me borne.

Le célebre Luc Tozzi , dans le Traité intitulé : *De Reſto uſu ſeu rerum non naturalium ,* cite quelques Auteurs qui or-donnent les mêmes remedes que pour les fievres ; ſavoir, la ſaignée , la purgation ; & la premiere ſi réitérée , que les veines reſtent vuides. Il pré-tend que la maladie eſt dans le ſang , & qu'en le renouvel-lant, la paſſion doit s'éteindre. *Excogitarunt plerique uniſerſum veterem ſanguinem à corpore amantis eſſe exhauriendum , ut ex novi ſanguinis benigniori conditione faſcinum rei amatæ*

penitùs deleretur , vel hoc fieri
nequeat, esse corpus ejusdem plu-
ries ab atra & deleteria infer-
tione repurgandum , quam ipsum
contraxisse aiunt : in quam rem
& syrupi , & aqua , & electua-
ria , & pharmaca corrigentia
simul, & emundantia ejusmodi in-
quinamenta commendantur. Pour
ne rien oublier d'essentiel , ils
prescrivent aussi les cordiaux.

L'Auteur que je viens de citer se moque de ces Médecins,
& avec raison. Le nouveau
sang ne change point la contexture des fibres du cerveau
ni du cœur, & par conséquent
l'impression de l'objet est toujours la même. Ce nouveau

fang n'eft pas non plus d'une
qualité différente de l'autre,
puifqu'ils fuivent la condition
individuelle du fujet. S'il n'é-
toit queftion , pour guérir l'a-
mour , que de renouveller le
fang , on n'auroit pas befoin
de recourir à la lancette, parce
que le fang fe renouvelle plufieurs fois dans l'efpace d'un
an. On me demandera com-
ment je le fais ? Je réponds que
cela doit être ainfi , à caufe de
la nourriture que nous prenons
tous les jours. D'où provient la
faim, fi ce n'eft de ce que
le fang fe confume tous les
jours ? Hippocrate affure qu'un
homme ne fauroit vivre plus

de sept jours sans boire ni manger, & il est certain qu'on ne peut aller au-delà, si l'on en excepte quelques tempéraments extraordinaires. Il suit de-là que dans cet espace de temps, il se consume une si grande quantité de sang, soit par la transpiration, soit pour la nutrition des parties du corps, qu'il n'en reste qu'autant qu'il en faut pour entretenir la vie, pourvu qu'on ait soin de le renouveller par le moyen de la nourriture. Je demande maintenant combien de fois se renouvella le sang de Pétrarque, pendant les trente années qu'il survécut à la belle Laure? Il conferva fon amour tant qu'il vécut, fans que la vieilleffe pût le ralentir. C'eft ce qu'il affure lui-même, lorfqu'il dit, que, quoique fes cheveux changent, fon amour eft toujours le même.

Que vò cangiando il pelo,
Ne cangiar poffo l'oftinata voglia.

J'en dis autant des purgatifs & des cordiaux. L'amour ne réfide point dans le flegme, la mélancolie, la colere, ni dans telle autre humeur qu'on puiffe évacuer par le moyen des cathartiques, des diurétiques, des fudorifiques ; auffi voit-on qu'il s'allume dans tous les tempéraments, foit qu'ils foient bien

bien ou mal conditionnés. Je
conviens que les efprits faits ne
font point fufceptibles de fortes
paffions ; mais quel génie trifte
eft jamais devenu gai par le
moyen des cordiaux ? Ces remedes, au cas que c'en foient,
ne font que paffagers. Il n'y a
point de cordial auffi énergique
que le vin : s'enfuit-il qu'il foit
un remede contre l'amour ? Il
fortifiera à la vérité le cœur ;
& bannira la paffion qui l'ac-
cable ; mais tout le monde fait
que la joie que cette liqueur
infpire s'évanouit au bout d'une
heure ou deux, & par conféquent il faudra que l'amoureux
en boive huit fois par jour, ou

D

prenne des potions cordiales;
& cela au hafard que l'humeur
qui attrifte le cœur fe jette fur
quelqu'autre vifcere.

Puis donc que ces remedes
phyfiques font inutiles, paffons
à ceux dont tous les gens fen-
fés approuvent l'ufage. Le premier eft l'abfence.

Manat amor tectus, fi non ab amante
recedat:
Utile finit imis abftinuiffe locis.

C'eft ainfi que parle Ovide,
maître confommé dans ces ma-
tieres. Properce ne l'étoit pas
moins; car il ne parle dans fes
Vers que du feu qu'avoit allu-
mé dans fon cœur la beauté
de Cynthie.

Ci

Unum erit auxilium mutatis, Cyn-
  thia, terris :
Quantùm oculis animo, tam procul
  ibit amor.

Je crois ce remede excel-
lent dans le commencement
de la maladie, commé auffi
dans les paffions foibles, quoiqu'elles foient invétérées, enfin pour les efprits inconftants :
mais lorfque la paffion eft forte,
& que le cœur eft pris, il n'y
a pas beaucoup à compter def-
fus. Le corps s'éloigne, &
l'ame refte ; ou fuppofé que
celle-ci s'en aille auffi, l'amour
la fuit par-tout. Delà vient que
Virgile compare un cœur pé-
nétré de la paffion amoureufe,

à une biche qu'on a bleffée , &
qui emporte en fuyant la fleche
dont le Chaffeur l'a percée:
hæret lateri læthalis arundo.
Properce , qui recommande
l'abfence comme un remede
efficace contre l'amour, paroît
en avoir ufé , mais fans en
éprouver l'effet. Il parle de fon
voyage à Athênes comme d'une
chofe réfolue , & dans laquelle
il ne fe propofe d'autre but :

*Magnum iter ad doctas proficifci rogor
    Athenas ,
Ut me longa gravi folvat amore via.*

Le voyage eut lieu ; mais il
ne fervit à rien , puifqu'il dé-
plore dans une de fes Élégies

la mort de Cynthie, dans des termes qui montrent que sa passion n'étoit point éteinte. On ne doit pas s'imaginer au reste que Cynthie fût une Maîtresse purement idéale ; Properce ne fit que déguiser son nom. Apulée dit qu'elle s'appelloit Fostilie, & que le Poëte employa cet expédient pour qu'on ne connût point l'objet de sa passion.

Ce remede a le défaut d'être impraticable pour la plupart des hommes ; il y en a peu qui puissent s'absenter long-temps, & l'absence, lorsqu'elle est courte, ne fait qu'augmenter l'amour, au lieu de l'éteindre.

Le fecond eft de réfifter à fa paffion dès le commencement, c'eft le confeil que donne Ovide : *Principiis obfta ;* mais il n'indique point les armes qu'on doit employer pour la combattre. Quant à moi, je fuis d'avis que l'on évite la vue & le commerce de la perfonne qu'on aime ; que l'on confidere le tort qu'on fait à fon honneur, à fa réputation & à fon repos ; que l'on fréquente des perfonnes graves & fenfées, & qu'on s'occupe de bonnes lectures. Tous ces remedes font excellents ; mais il eft queftion de favoir les moyens qu'on doit employer pour guérir cette paffion lorfqu'elle eft invétérée : car il eft facile d'y remédier lorfqu'elle ne fait que commencer.

Le troifieme remede eft de fixer fon attention fur d'autres objets, de s'occuper d'affaires qui tiennent l'efprit dans un mouvement continuel. Ovide n'a rien oublié fur cet article. Ce remede paroît efficace ; mais il eft défectueux à plufieurs égards.

Je dis en premier lieu qu'on a vu & qu'on voit encore tous les jours des hommes que les affaires n'empêchent point d'être amoureux ; témoins Marc-Antoine & Henri IV.

D iv

Secondement, que tous les hommes ne font pas les maîtres de s'occuper comme ils veulent ; la plupart font obligés de continuer le genre de vie qu'ils ont embraffé, & ils fe ruineroient s'ils vouloient l'abandonner.

Je dis en troifieme lieu que ce remede ne peut fervir que pour les paffions foibles, & celles-ci n'ont pas befoin de remedes ; & au cas qu'il en faille, chacun eft à même d'en trouver. Suppofons, par exemple, un homme fi éperduement amoureux, qu'il foit prêt à facrifier fon bien, fon honneur & fa vie pour fatisfaire fa paf-

fion ; propofez-lui de s'occuper d'affaires affez importantes
pour le diſtraire, je prétends
qu'il n'en fera rien ; & la raifon
en eſt, que quiconque préfere
fa paffion à fes intérêts, & eſt
toujours difpofé à lui facrifier
toutes chofes.

J'ajouterai qu'étant dans cette
difpofition, il ne voudra jamais
s'affujettir à cette efpece de
cure, parce qu'elle eſt trop
violente. Y a-t-il rien de plus
oppofé à fon inclination, que
d'abandonner un foin qui lui
plaît pour des chofes qu'il mé-
prife ? Il faudra donc employer
un autre remede pour lui faire
accepter celui-ci ; & au cas

qu'il le faſſe, il fera déjà à
moitié guéri. Je veux encore
que, connoiſſant la violence
de ſa paſſion, il s'efforce de
s'occuper d'autres affaires, qu'en
arrivera-t-il ? Il ne détournera
point ſon ame de l'objet qui
l'occupe ; & après avoir com-
battu quelque temps, il aban-
donnera le remede, comme
inutile.

Voici une preuve de ce que
j'avance. *L'Auteur des Mé-
moires du regne de Charles IV,
Duc de Lorraine*, rapporte que
ce Prince étant à Bruxelles,
devint éperduement amoureux
de la fille d'un Bourg-Meſtre de
cette Ville. La mere, qui étoit

une femme d'honneur, la veil-
loit de si près, que le Duc ne
pût jamais trouver l'occasion
de la voir. Enfin, la mere, la
fille & le Duc s'étant trouvés
un jour à un festin avec plusieurs autres personnes de dis-
tinction, comme la passion du
Duc étoit connue de tout le
monde, on prit occasion de
parler de la Demoiselle, & le
Duc pria ceux qui étoient pré-
sents d'engager la mere à lui
permettre de dire deux mots à
sa fille dans le sallon même, &
en présence de tous les con-
vives. La mere le lui ayant re-
fusé, il offrit de ne lui parler
qu'autant de temps qu'il pour-

roit tenir un charbon ardent
dans la main. Cette condition
parut si forte, que la mere y
soufcrivit. Le Duc se retira
donc à l'écart avec la Demoi-
felle, & prit un charbon ardent
dans fa main. Il entama la con-
verfation, & elle dura si long-
temps, que la mere jugea à propos de l'interrompre ; mais elle
trouva le charbon éteint, par
où l'on peut juger de la douleur que le Duc dut fouffrir en
le ferrant. Puis donc que les
foucis d'une Couronne, & la
douleur inféparable de la brû-
lure ne peuvent détourner l'attention, ni appaifer l'ardeur
d'une paffion amoureufe, à

plus forte raifon ne pourra-t-on point y réuffir par d'autres voies. Je fais qu'il eft rare de trouver des paffions auffi vio-lentes ; mais je fais auffi que ces fortes de remedes ne peuvent convenir à celles qui font moin-dres, fi ce n'eft dans des cas extraordinaires.

Le quatrieme remede eft de réfléchir continuellement fur les défauts de la perfonne qu'on aime : peu de femmes en font exemptes. Il faut tant de parties pour former un tout abfolu-ment parfait, qu'il eft morale-ment impoffible de les trouver réunies dans le même fujet. C'eft le confeil que donne

Ovide. Ces préceptes font excellents à la vérité ; mais ils
réuffiffent rarement dans la
pratique. Je fuis perfuadé qu'il
n'y a point d'Amant , envieux
de guérir de fa paffion , qui
n'ait plufieurs fois réfléchi fur
les défauts de fa Maîtreffe. C'eft
le premier moyen qui fe préfente ; mais il ne réuffit que
dans le cas où la paffion eft
foible & les défauts énormes ,
encore faut-il ne les avoir point
découverts au commencement;
car celui qui les a connus , &
qui cependant a aimé , conti-
nuera à le faire. Je m'explique :
celui qui , commençant d'aimer , n'a point cru que les dé-

fauts de sa Maîtresse fussent un
obstacle à ses perfections , ne
changera jamais de sentiment.
Qui lui prouvera que ses défauts égalent ses bonnes qualités ? Qu'importe que sa bou-
che le dégoûte, si ses yeux lui
plaisent ?

Quant au conseil qu'Ovide
donne de se figurer ce qui n'est
point, il est si étrange , que je
ne puis concevoir comment un
homme aussi spirituel a pu
l'imaginer. C'est une chimere
de vouloir qu'un homme feigne
une chose , & qu'il la croie
véritable. Il y a de l'extrava-
gance à exiger cela des Amants :
leur incrédulité les porte tou-

jours à regarder les chofes du
bon côté ; je veux dire, qu'ils
s'imaginent appercevoir dans
leurs Maîtreffes les perfections
qu'elles n'ontpoint, ou qu'ils les
croient plus grandes qu'elles
ne le font en effet. Ils s'apper-
çoivent à peine de leurs défauts, ou du moins ils les dimi-
nuent autant qu'ils peuvent. Le
propre de l'amour eft d'exagérer les perfections ; & celui de
la haine, d'exagérer les défauts.
Comment veut-on donc qu'un
Amant exagere ceux de fa Maîtreffe ? Le prétendre, c'eft vouloir changer la nature des paffions.

Ovide indique deux autres

remedes ; le premier, de raffa-
fier la paffion, au point de s'en
dégoûter. Ce remede eft honteux, & en même temps inutile. Un hydropique n'appaife
jamais la foif qui le dévore,
quelque quantité d'eau qu'il
boive.

Le fecond eft de concevoir
de l'amour pour un autre objet;
mais c'eft vouloir guérir une
plaie, par le moyen d'une
autre. On ne fait que changer de maladie, fans ob-
tenir la fanté. Je veux que le
remede foit fûr. Croit-on que
ce changement foit facile ? Celui qui peut manger n'eft pas
dangereufement malade ; je

veux qu'il l'emploie, & qu'il jette les yeux fur un autre objet ; ou il le croira fupérieur au premier, ou égal, ou inférieur. Dans ce dernier cas, il ne pourra faire pencher la balance de fon cœur, de fon côté. S'il eft égal, fa paffion reftera la même. S'il eft fupérieur, il ne fera que l'allumer davantage ; or, peut-on faire cas d'un remede qui augmente le mal?

Le remede enfin que propofent les Moraliftes à notre fexe, eft de confidérer les défauts phyfiques & moraux de l'autre. Que n'a-t-on pas écrit contre les femmes ? On nous

les dépeint comme des animaux imparfaits, infirmes ; en
un mot, comme des vafes im-
purs ; mais tous ces coups portent à faux. Qu'on faffe de moi
ce qu'on voudra, fi parmi un
million d'hommes qui aiment
les femmes, il s'en trouve un
feul que ces réflexions aient
guéri de fa paffion. Les femmes ont coutume de conful-
ter leurs fens, lorfqu'il eft
queftion d'aimer, ou de hair
quelqu'un. Qu'on dife tant
qu'on voudra à un homme
qui aime, que la femme eft
un animal imparfait, tandis
qu'il ne voit en elle qu'une
beauté raviffante, un génie

aimable , &c. Il fe moquera du Prédicateur , & peut-être dira-t-il avec affez de raifon, que les animaux imparfaits font les fots qui lui tiennent de pareils difcours. J'ai toujours obfervé que ceux qui déclament le plus hautement contre les femmes , font ceux qui ne peuvent les quitter un moment. La plupart font des jeunes gens , fans efprit , fans jugement, fans pudeur , dont les regards & les difcours annoncent par-tout leur penchant pour le fexe : ils reffemblent à Séneque , qui , dans le temps qu'il déclamoit contre les richeffes , ne ceffoit d'en amaffer.

C'eſt bleſſer d'ailleurs la
charité , que de tenir de pareils diſcours aux hommes au
ſujet des femmes. S'ils ſont un
antidote pour eux , ils devien-
dront un poiſon pour elles :
je m'explique ; ſi cette ré-
flexion que la femme eſt un
animal imparfait , refroidit
l'amour de l'homme pour elle,
celle-ci en deviendra plus
épriſe , en le conſidérant
comme un animal parfait. Celui qui en agit ainſi , reſſem-
ble à un homme , qui, pour
éteindre le feu de ſa maiſon,
va le mettre à celle d'un voi-
ſin. Après avoir bien peſé les
choſes , je les abſous de tout

fcrupule à cet égard. Plût à Dieu qu'elles puffent venir à bout de guérir les hommes! elles feroient bientôt guéries elles-mêmes. La luxure eft un mal contagieux, dont l'origine eft pour l'ordinaire dans notre fexe. Ceux qui propofent ces réflexions aux hommes, le favent peut-être, & c'eft la raifon pour laquelle ils appliquent le remede à la caufe du mal; il eft fâcheux que la recette foit fi fouvent inutile.

Après avoir montré l'inutilité des remedes qu'on a propofés jufqu'à préfent contre l'amour, il ne me refte plus qu'à indiquer le mien; mais je m'attends que plufieurs Lecteurs m'appliqueront ce Vers d'Horace :

Quid dignum tanto feret hic promiſſor hiatu ?

J'ofe cependant affurer qu'il l'emporte fur tous les précédents , parce qu'il poffede les qualités fuivantes : 1°. il eft applicable à toutes fortes de perfonnes, dans tous les temps & dans toutes les circonftances poffibles ; 2°. tout le monde a fous fa main les ingrédients qui entrent dans fa compofition ; 3°. fon ufage n'a rien de difficile ; 4°. il procure toujours du foula-

gement, au cas qu'il ne gué-
riffe point radicalement : le
voici.

Tout le monde fait par expérience que dans les paffions
de l'ame, l'image d'un objet
fait, fur une imagination vive,
la même impreffion que l'objet
même. Le pufillanime trem-
ble en fe repréfentant un objet
effrayant. Celui qui aime fent
fon cœur ému, non-feulement
lorfqu'il voitfa Maîtreffe, mais
même lorfqu'il penfe à elle ;
cela vient de ce que l'imagination fait fur les fibres du
cerveau la même impreffion
que l'objet, foit que cela dé-
pende de la connexion naturelle

velle qu'il y a entre tels & tels
actes de l'ame, & tels & tels
mouvements du corps, ou de
ce que l'Auteur de la nature
a volontairement uni l'ame
avec le corps, de maniere que
les mouvements du corps ré-
pondent aux actes de l'ame ;
& au contraire, fans que cela
provienne d'aucune exigence
naturelle du corps ou de l'ame,
mais de la feule volonté du
Créateur. C'eft là le fentiment
de plufieurs Modernes ; & s'il
n'eft pas vrai, il eft du moins
plus intelligible que le premier.

Je crois que dans certaines
paffions, & même en la pré-

E

fence de l'objet, c'eft l'imagination qui ébranle les fibres
du cerveau, ou que c'eft l'objet qui les émeut par le moyen
de l'imagination. Lorfque vous
élevez la voix, ou dites à quelqu'un une injure qui l'irrite
& le met en colere, il n'eft
pas croyable que l'impreffion
que font fur l'ouïe le fon &
l'articulation matérielle des pa-
roles, communique aux fibres
du cerveau le mouvement dont
dépend la colere. Si cela étoit,
celui qui les entend fe met-
troit également en colere, foit
qu'il fût ou qu'il ignorât leur
fignification ; ce qui n'arrive
que lorfqu'il les entend. Cela

ne vient donc que de ce que l'objet n'agit fur le cerveau que par la conception que l'ame fe forme de l'injure ; je veux dire, que l'ame fe repréfentant l'offenfe, éprouve une efpece d'agitation qui produit un mouvement dans les fibres du cerveau.

Cette influence de l'imagination fur le cerveau eft la fource du mal que nous caufent nos paffions, principalement celle de l'amour. Si ce n'étoit que la préfence de l'objet qui le fît naître, il feroit de très-courte durée : ce ne feroit qu'une flamme momentanée, pareille à celle de l'é-

E ij

clair , qui s'évanouiroit dès qu'on fermeroit les yeux; mais le malheur eft que le mal gît dans notre mémoire. Chaque fouvenir eft une étincelle qui embrâfe notre ame. Notre imagination eft une ennemie qui nous accorde à la vérité quelques treves , mais de qui on ne peut fe promettre une paix durable.

La caufe du mal étant ainfi connue , où trouverons-nous le remede? Dans la caufe même; je veux dire, dans l'imagination. C'eft elle qui a fourni le poifon , & c'eft chez elle qu'on doit trouver l'antidote.

En fuppofant que l'image

des objets qui ont affez d'activité pour émouvoir les fibres
du cerveau , & exciter les paffions , faffe l'effet des objets
même , on peut changer , cor-
riger ou ralentir ce mouvement , en fe repréfentant un
autre objet qui excite une paffion différente. Si nous exami-
nons les objets que l'on connoît , on fe convaincra que la
perfonne de celui qui excite
une paffion , efface , obfcurcit
& diminue l'impreffion de celui qui en excite une différente.
La raifon en eft , qu'il excite un
mouvement différent dans les
fibres du cerveau qui ralentit
le premier , au cas qu'il ne le

détruife point tout-à-fait ; &
que, par conféquent, le cerveau imprimera au cœur un
mouvement contraire.

Suppofons un amant qui,
voyant l'objet qu'il chérit, fent
toute la violence de la paffion
qui le domine ; fuppofons encore qu'étant dans cet état, il
furvienne un coup de tonnerre,
qu'on lui annonce une nou-
velle fâcheufe , ou que fon
ennemi fonde tout-à-coup fur
lui l'épée nue à la main, il
eft certain que chacun de ces
objets excitera dans les fibres
de fon cerveau un mouvement
qui troublera ou diffipera celui que leur imprimoit l'objet

aimé, & que, ce mouvement
fe communiquant au cœur par
l'entremife des nerfs, la frayeur
fuccédera à l'amour.

Qu'on ne penfe pas au refte
que le fimple changement d'objet produife cet effet ; car il
eft certain qu'après que la fur-
prife a ceffé, le fouvenir de ce
qu'on aime n'émeut plus les
fibres du cerveau avec la même
force qu'auparavant, parce que
le premier mouvement fubfifte
encore. Ceci eft fondé fur la
regle générale qu'après que le
moteur eft éloigné du mobile,
ce dernier conferve le mouvement qu'il a reçu , & cela à
proportion que l'impulfion a

été plus forte. De même l'amant qui, dans le fort de fa paffion, voit tomber le tonnerre à quelques pas de lui, ne fent plus dans fon cœur le moindre veftige de fa paffion, après même que le danger eft paffé.

Je veux que l'idée d'un objet faffe fur celle d'un autre le même effet que la préfence de l'un fur la préfence de l'autre ; je veux dire, que l'idée d'un objet effrayant, qui excite la colere, ou mélancolique, modere ou efface l'impreffion que fait l'objet qu'on aime. Chacun doit choifir l'objet qui contrebalance fon amour, & le plus analogue à fon tempé-

rament. Je trouve en moi-même
un exemple fenfible de cette
différence. J'ai obfervé que le
fupplice du feu eft de tous
ceux qu'on a imaginés celui
qui infpire le plus d'horreur
aux hommes ; cependant la vue
d'un précipice fait infiniment
plus d'impreffion fur moi. Je
ne fuis pas fort timide , cependant je ne trouve jamais un mau-
vais pas que je ne mette pied
à terre ; & je n'oferois marcher
à quatre pieds fur une corniche
de trois pieds de large , quand
on m'offriroit une couronne.

Il me refte plufieurs autres
obfervations à faire fur cette
matiere. Ce parallele de deux

E v

différens objets , ou de deux
idées, ne produit fon effet qu'autant qu'on eft capable de le
faire. Le meilleur remede n'o-
pere point lorfqu'on l'applique
mal. Il faut , dis-je , difpofer
les chofes de maniere qu'un
objet effrayant , par exemple,
frappe tout-à-coup l'imagination dans l'inftant même qu'elle
eft occupée de l'objet qu'on
aime. Sans cette circonftance ,
il ne fervira de rien , pour trois
raifons. La premiere , parce
que l'ame eft quelquefois tellement plongée dans la con-
templation de fon objet, qu'elle
ne penfe ni au remede , ni au
befoin qu'elle en a ; la feconde,

parce qu'encore qu'elle y penfe,
elle ne fe donne pas la peine
de le chercher. Les amoureux
fe complaifent tellement dans
leur maladie, qu'ils ne fongent
pas à y remédier , à moins
qu'un autre ne le faffe pour
eux. La troifieme , parce que
l'idée d'un objet effrayant que
l'on cherche , fait moins d'impreffion que celui qui fe préfente à l'improvifte. Le foin
qu'on emploie à le chercher
difpofe l'ame à lui réfifter.

Mais comment nous y pren-
drons - nous pour que l'objet
dont je parle frappe l'imagination tout-à coup , dans l'inftant même qu'on eft occupé

de l'objet de fon amour ? On trouvera l'expédient que je propofe impoffible, ou du moins extrêmement difficile ; au contraire, il eft très-facile. Pour peu de peine qu'on fe donne au commencement, on fera toujours en état de trouver deux objets oppofés.

Il eft certain que l'habitude qu'on fe fait de joindre deux idées ou deux objets dans fon imagination, forme une efpece de lien mental, tel qu'on ne fauroit penfer à l'un qu'on ne penfe auffi-tôt à l'autre. Un feul acte produit quelquefois cet effet. J'éprouve fouvent qu'ayant vu deux objets à la

fois dans un lieu déterminé,
l'un ne fe préfente jamais fans
l'autre à mon efprit , & que
je me rappelle auffi l'endroit
où je les ai vus. Ces trois idées
font tellement liées enfemble,
qu'il n'eft pas en notre pouvoir de les féparer.

Un amant qui veut guérir de
fa paffion , doit commencer
par choifir un objet effrayant
ou attendriffant , ou tel autre
qu'il fait être le plus analogue
à fon caractere , & faire le plus
d'impreffion fur lui. Il doit ,
en fecond lieu , s'habituer à lier
l'idée de cet objet avec celle
de l'objet qu'il aime , & penfer
quelquefois à l'un plutôt qu'à

l'autre ; ce qui dépend de lui. En réitérant plufieurs fois cet exercice , ces deux idées fe lieront de façon qu'il lui fera impoffible de penfer à l'objet de fon amour, que l'autre ne fe préfente auffi-tôt à fon imagination.

J'ai dit que chacun doit choifir l'objet qu'il fait être oppofé à fa paffion. Tel qui effraie l'un , ne fait aucune impreffion fur un autre. Tel homme qui ne peut fupporter la vue d'une faignée, voit brûler une Ville entiere fans s'émouvoir. Tel autre qui craint l'apparition d'un phantôme , affronte fon ennemi fans héfiter.

J'ai éprouvé moi-même cette inégalité. J'ai lu dans l'Histoire la relation de plusieurs morts tragiques, de carnages épouvantables, mais rien ne m'a plus frappé que le fait que je vais rapporter. L'an 1703, un Soldat Prussien, qui étoit en garnison à Utrecht, réfléchissant sur les crimes qu'il avoit commis, prit la résolution de les expier par une mort cruelle & volontaire. Il communiqua son dessein à un autre Soldat de ses amis, & le pria instamment de vouloir la lui procurer. Il lui proposa de lui couper à différentes reprises, avec une hache, les mains, les

bras, les pieds, les jambes &
les cuiffes. Son ami s'efforça
de le détourner de fon deffein ;
mais il le preffa fi vivement,
qu'il fe rendit enfin à fa priere.
Il falloit affurément que le
bourreau fût auffi barbare que
le criminel. Ce qu'il y a de
furprenant, c'eft que ce mal-
heureux fe fit couper à différentes reprifes les membres
dont j'ai parlé. Le facrificateur
& la victime furent furpris tous
deux à la fin du facrifice ; &
le Commandant fit pendre le
premier fans forme de procès.

Cette tragédie fit une fi forte
impreffion fur mon efprit,
qu'elle m'occupa pendant trois

mois , & m'empêcha plus d'une
fois de dormir. Je ne connoiffois point le Soldat Pruffien ,
& je ne perdois rien à fa mort.
C'étoit un homme ordinaire ,
qu'on ne connoiffoit que par
fa barbarie. La mort , quoiqu'atroce , l'étoit moins que
beaucoup d'autres dont il eft
parlé dans l'Hiftoire. Cependant mon efprit , ou plutôt
mon cerveau étoit tellement
difpofé, qu'elle fit plus d'impreffion fur moi que les autres.
Comme tous les hommes font
différemment conftitués , il
convient que chacun choififfe
l'objet qui fait le plus d'impreffion fur lui , & qu'il s'en ferve

pour modérer ou détruire celle
de l'objet qu'il aime.

Tel eſt en général le remede
que je propoſe contre l'amour;
mais pour le rendre plus efficace, il convient de faire ici
quelques remarques.

La premiere eſt qu'entre deux
objets de même nature, on
choiſiſſe celui qu'on a vû à celui qu'on ne connoît que par
oui dire. Une mort ſubite, dont
on a été témoin, fait plus d'impreſſion ſur nous qu'une autre
qu'on n'a appriſe que par le rapport d'autrui. Un tonnerre qui
tombe à nos pieds ſans nous
bleſſer, nous frappe plus vivement qu'un autre dont on nous
raconte les ravages.

La seconde, de choisir par préférence les objets qui nous affectent davantage. Le danger que nous avons couru de perdre la vie, ne peut que nous émouvoir. Le sort funeste d'un ami produit la même impression. M. de S. Evremont attribue la conversion d'Armand le Bouthillier de Rancé, Abbé de la Trape, au spectacle funeste qu'offrit à ses yeux la belle Duchesse de Montbazon, qu'il aimoit jusqu'à l'idolâtrie. Cette Dame étant morte, Armand ne put se refuser la triste consolation de la voir encore une fois avant qu'on la mît dans son cercueil. Il monta dans l'ap-

partement où fon corps étoit
expofé. La folitude qui y ré-
gnoit lui fit horreur ; mais ce
qui le frappa le plus, fut de
trouver fa tête féparée de fon
corps. Il en demanda la raifon,
& on lui dit que le cercueil
s'étant trouvé trop court, on la
lui avoit coupée, pour s'éviter
la peine d'en faire un plus
grand. O idoles du monde ! ô
beautés fi célebres ! voilà à quoi
aboutiffent les hommages qu'on
vous rend ! Ce fut le moment
où l'Abbé de Rancé paffa d'une
vie profane à celle qu'il mena
dans la fuite à la Trape, &
qui fervit d'exemple à tous les
mondains.

La troifieme eft que celui qui aime, cherche à fe diftraire par différents objets à la fois; & cela pour trois raifons. 1°. Parce que, plufieurs réunis ont plus de force qu'un feul; 2°. parce que, fuivant la différente difpofition du fujet, un objet fait fouvent plus d'impreffion qu'un autre; 3°. parce qu'indépendamment de l'impreffion qu'ils font, en partageant l'attention fur plufieurs objets, celui dont l'amant eft affecté fait une moindre impreffion fur lui.

La quatrieme eft que, fi la maladie eft opiniâtre, on change fouvent d'objets; & la raifon en eft que celui qui faifoit au commencement une forte impreffion fur nous, ceffe d'agir lorfqu'on y eft accoutumé. *Ab affuetis non fit paffio.* Un remede qu'on réitere tous les jours ne produit plus d'effet. Les chofes les plus effrayantes ne nous affectent plus, lorfqu'on les voit fouvent. Tel homme qu'un coup de fufil effraie la premiere fois qu'il entre en campagne, entend enfuite le bruit de l'artillerie fans s'émouvoir.

La cinquieme eft qu'on n'oublie point les objets qui peuvent nous détourner de l'amour. Il eft même à propos de les préfenter les premiers à fon imagination, & de l'habituer de façon que lorſqu'on penſe à celui de ſa paſſion, on ſe ſou-vienne du tort qu'il peut faire à l'honneur, à la ſanté, &c.

Je paſſe ſous ſilence pluſieurs autres réflexions qu'on trouve chez les Moraliſtes, pour ne pas groſſir mon Ouvrage. Les leçons que je viens de donner ſuffiſent pour quiconque eſt dans l'intention d'en profiter.

F I N.

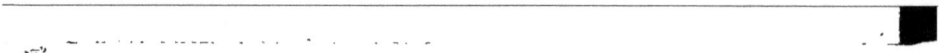

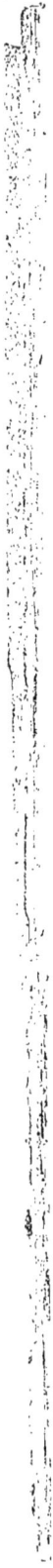

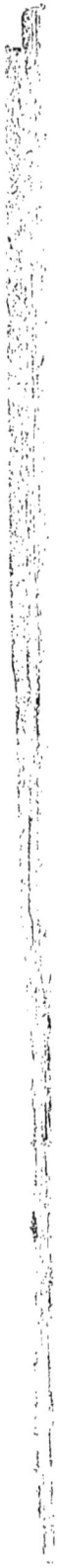

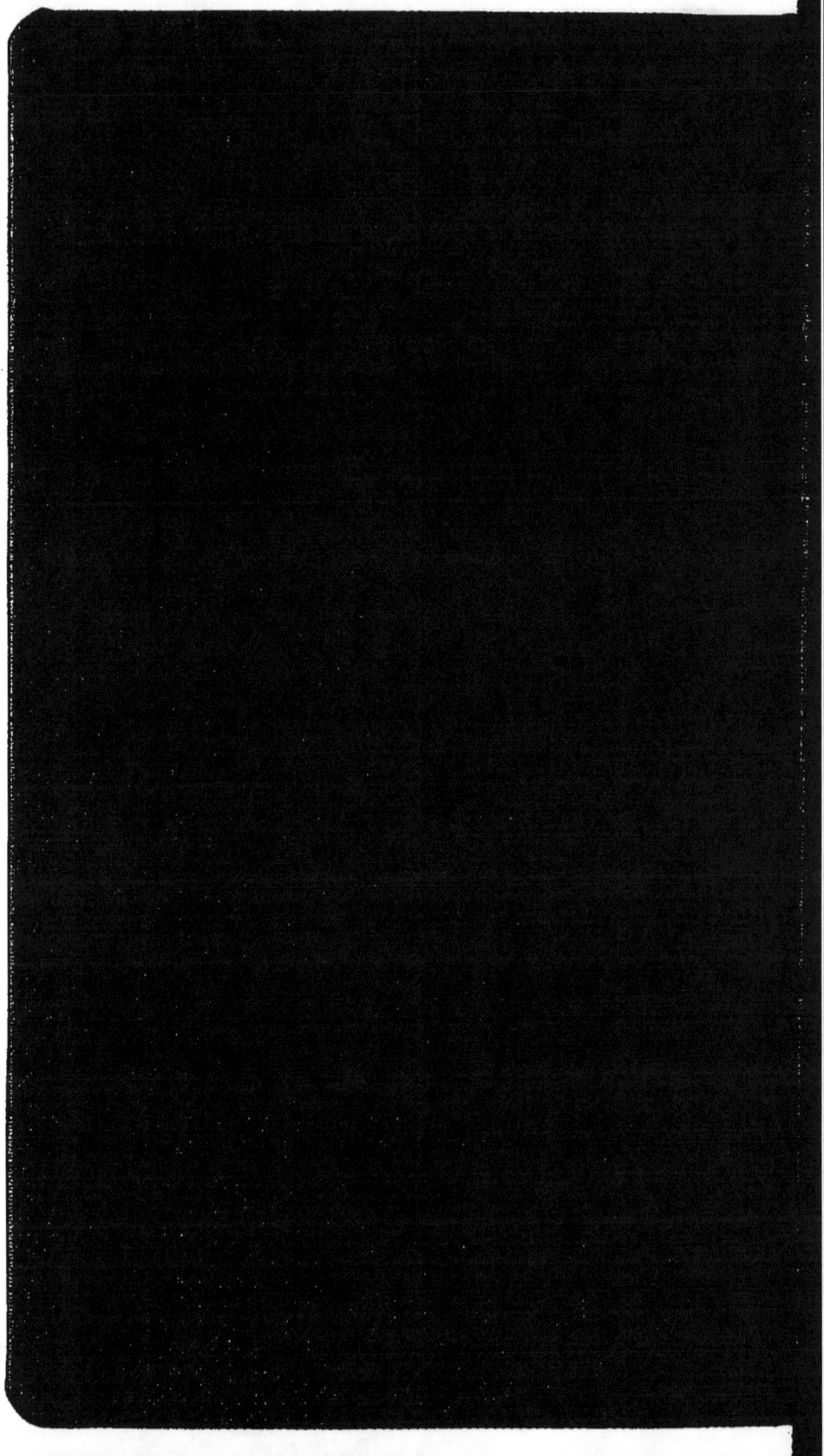

www.ingramcontent.com/pod-product-compliance
Lightning Source LLC
Chambersburg PA
CBHW062011200326
41519CB00017B/4758